BEI GRIN MACHT SICH IHR WISSEN BEZAHLT

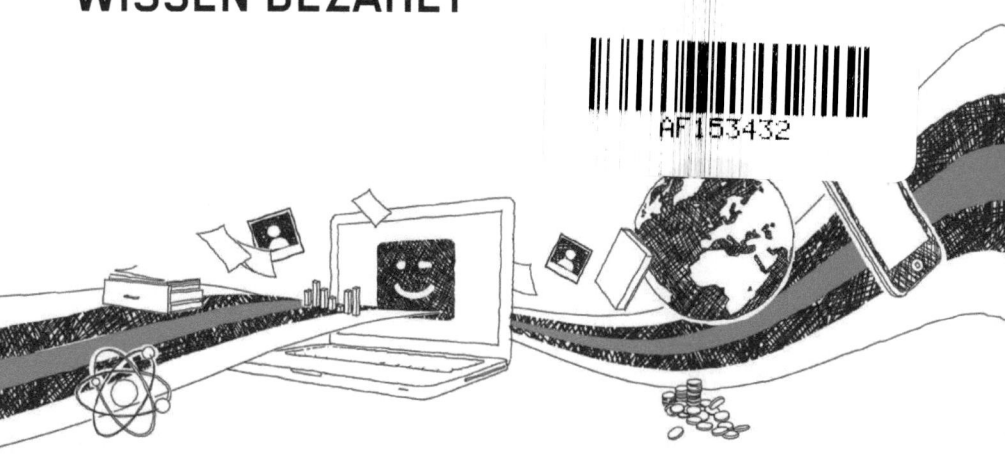

- Wir veröffentlichen Ihre Hausarbeit,
  Bachelor- und Masterarbeit

- Ihr eigenes eBook und Buch -
  weltweit in allen wichtigen Shops

- Verdienen Sie an jedem Verkauf

Jetzt bei www.GRIN.com hochladen und kostenlos publizieren

GRIN

Entwicklung eines nachhaltigen Gesundheitsmanagements

Carola Löhmer

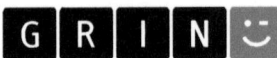

Bibliografische Information der Deutschen Nationalbibliothek:

Die Deutsche Nationalbibliothek verzeichnet diese Publikation in der Deutschen Nationalbibliografie; detaillierte bibliografische Daten sind im Internet über http://dnb.d-nb.de abrufbar.

ISBN: 9783346871893
Dieses Buch ist auch als E-Book erhältlich.

© GRIN Publishing GmbH
Trappentreustraße 1
80339 München

Druck und Bindung: Books on Demand GmbH, Norderstedt Germany
Gedruckt auf säurefreiem Papier aus verantwortungsvollen Quellen

Das vorliegende Werk wurde sorgfältig erarbeitet. Dennoch übernehmen Autoren und Verlag für die Richtigkeit von Angaben, Hinweisen, Links und Ratschlägen sowie eventuelle Druckfehler keine Haftung.

Das Buch bei GRIN: https://www.grin.com/document/1353956

Deutsche Hochschule für
Prävention und Gesundheitsmanagement
Hermann-Neuberger-Sportschule 3
66123 Saarbrücken

Hausarbeit

Name, Vorname	**Löhmer, Carola**
Studiengang	**Master of Prävention und Gesundheitsmanagement**
Studienmodul	**Gesundheitsmanagement III**
Datum Präsenzphase (siehe Ergebnisdokumentation)	**15. – 17.03.2023**
Aufgabe	**Versorgungsmanagement und Gesundheitsökonomische Evaluation in Deutschland**

Inhaltsverzeichnis

1 Einführung Versorgungsmanagement

1.1 Übergeordnete Ziele des Versorgungsmanagement

Für das Versorgungsmanagement gibt es viele verschiedene Definitionen. Die Gemeinsamkeiten der Definitionen findet sich im Ziel wieder. Übergeordnete Ziele des Versorgungsmanagement sind die Senkung der Kosten, die Verbesserung der Versorgung und die Optimierung des Managementprozesses im Gesundheitswesen oder das Einfrieren der Kosten und die Erhöhung der Versorgung. Bei allem soll die interdisziplinäre Arbeit und die Grenzen der medizinischen Disziplinen überwunden. Das wichtigste Ziel bei allen Definitionen des Versorgungsmanagement ist die Überwindung von Problemen bei Schnittstellen im Gesundheitswesen (Weatherly & Knetsch, 2016, S.11).

1.2 Entwicklung für eine nachhaltige Gesundheitsversorgung

Es gibt verschiedene Aspekte, welche für die Entwicklung nachhaltiger Gesundheitsversorgung eine Rolle spielen. Hierzu zählen die medizin-technische Entwicklung, der Wandel des Krankheitsspektrums, die Differenzierung medizinischer Fächer, die Integration der Versorgung, der Wandel des Versorgungsverständnisses und besonders der demografische Wandel und die Finanzierungsproblematik (Allmann & Loth, 2022a, S.17). Durch den demografischen Wandel wird der Bedarf und die Ausgaben an Gesundheitsleistungen steigen (Sachverständigenrat zur Begutachtung der Entwicklung im Gesundheitswesen [SVR], 2009). Durch den Demografischen Wandel steigt die Anzahl an chronischen Erkrankungen und Multimorbidität. Dies führt wiederum zur Belastung des Gesundheitssystems. Der medizin-technische Fortschritt und die integrative Unterstützung werden zu Finanzierungsproblemen führen. Diese Grundprobleme stehen einer nachhaltigen Gesundheitsversorgung im Weg. Um diese Probleme zu lösen, müsste der Fokus der Gesundheitsversorgung neben der Akutversorgung auch die Versorgung chronischer Erkrankungen beinhalten, die Spezialisierung medizinischer Fächer berücksichtigt werden und die lückenlose Versorgung umgesetzt werden können. Des Weiteren sollte mehr Augenmerk auf die Prävention und Gesundheitsförderung bei der zunehmenden Zahl an älterwerdenden Menschen gelegt werden. (Allmann & Loth, 2022a, S.17). Diese Entwicklungen sind der Grund, weshalb das Versorgungsmanagement eine wichtige Rolle im Gesundheitswesen ist.

2 Leistungsmanagement und Finanzmanagement

2.1 Vor- und Nachteile der Satzungsleistungen

Seit dem 01 Januar 2012 können gesetzliche Krankenkassen durch die Einführung des §
11 Abs. 6 SGB zusätzliche Satzungsleistungen anbieten. Satzungsleistungen sind zusätzliche Leistungen, neben den gesetzlich vorgeschriebenen Leistungen, welche eine Krankenkasse anbieten kann (Bundesministerium für Gesundheit, 2016b). Diese bringen für die Krankenkassen Vor- und Nachteile, welche im Folgenden eruiert werden. Durch die Einführung der Satzungsleistungen können die Krankenkassen individuell auf den Bedarf ihrer Versicherten eingehen und sich so im Wettbewerb von anderen Krankenkassen abheben. Die Versicherten können so aus verschiedenen Leistungspaketen wählen und sich entsprechend ihres Bedarfs für eine Krankenkasse entscheiden (Moog, Vollmer, Fetzer & Maday, 2019). Zu den Satzungsleistungen zählen Vorsorge- und Reha-Maßnahmen, Hebammenleistungen bei Schwangerschaft und Mutterschaft, künstliche Befruchtung, zahnärztliche Behandlung (ohne Zahnersatz), nicht verschreibungspflichtige apothekenpflichtige Arzneimittel, Heil- und Hilfsmittel, häusliche Krankenpflege und Haushaltshilfe sowie nicht zugelassene Leistungserbringer (Bundesministerium für Gesundheit, 2016b). Ein weiterer Vorteil der Satzungsleistungen für die Kranlenkassen ist es, dass dadurch Versorgungslücken geschlossen werden können und den Versicherten somit der Zugang zu neuen oder innovativen Versorgungsangeboten ermöglicht wird (Moog et.al, 2019). Durch diese Vorteile können die Krankenkassen neue Mitglieder akquirieren. Neben Vorteilen entstehen auch Nachteile für die Krankenkassen. Durch Erweiterung oder Reduzierung der Satzungsleistungen z.B. nach Fusionen der Krankenkassen kann es zu Änderungen der Satzungsleistungen kommen, wodurch Versicherte einen Wechsel der Krankenkassen in Betracht ziehen könnten, wenn diese sich aufgrund von bestimmten Satzungsleistungen für eine Krankenkasse entschieden haben (Verbraucherzentrale, 2023). Ein weiterer Nachteil ergibt sich durch die Satzungsleistungen, wenn Versicherte, welche gesund sind von den Zusatzleistungen profitieren und nur diese in Anspruch nehmen. Dies hat zur Folge, dass die Ausgaben der Krankenkassen steigen. Die Vor- und Nachteile werden in Tabelle 1 nochmals zusammengefast.

Tab. 1 Vor- und Nachteile der Satzungsleistung (eigene Darstellung)

Vorteile	Nachteile
• Wettbewerbsabhebung durch individuelle Bedürfnisanpassung der Versicherten • Schließen von Versorgungslücken ➔ Mitglieder Gewinnung	• Änderung der Satzungsleistung • Gesunde nutzen Zusatzleistungen aus und profitieren davon ➔ Mitglieder Verlust ➔ Ausgaben Erhöhung

2.2 Finanzierung von Satzungsleistungen

Die Krankenkassen werden durch die Beiträge der Arbeitgeber und -nehmer, welche in den Gesundheitsfond fließen sowie staatlichen Zuschüssen und sonstigen Einnahmen finanziert. Aus den Zuweisungen des Gesundheitsfond und den zusätzlichen Einnahmen sollen die Krankenkassen ihre standardisierten Leistungsausgaben, die im Leistungskatalog definiert sind, decken (Bundesministerium für Gesundheit, 2022). Der Leistungskatalog ist als Rahmenrecht im fünften Sozialgesetzbuch vorgegeben und gibt an welche Leistungen dem Versicherten zustehen um ausreichend, bedarfsgerecht, und nach dem allgemein anerkannten Stand der medizinischen Wissenschaft entsprechend, behandelt zu werden (Bundesministerium für Gesundheit, 2016a). Im Vergleich dazu sollen die Satzungsleistungen aus den Eigenmitteln der Krankenkassen finanziert werden, dies geht aus der Änderung des § 270 SGB V hervor (Moog et al., 2019).

2.3 Zusatzbeitrag

Zur Deckung des Finanzbedarfs, wenn die Zuweisung aus dem Gesundheitsfond nicht reicht, dürfen gesetzliche Krankenkassen einen Zusatzbeitrag von 14,6 % erheben. Dieser Beitrag wird seit Januar 2019 teilig von Arbeitgeber und Arbeitnehmer getragen. Der Zusatzbeitrag variiert zwischen den Krankenkassen und dient als ein Wettbewerbsinstrument (Bundesministerium für Gesundheit, 2023a). Dies ist für die Versicherten ein Kriterium zur Wahl ihrer Krankenkasse bzw. ein Grund die Krankenkasse zu wechseln. Hat die Krankenkasse gut gewirtschaftet, kann sie die Zusatzbeiträge reduzieren und erhöht somit ihre Kundebindung. Hat sie schlecht gewirtschaftet, muss sie ihre Beiträge erhöhen und muss damit rechnen, dass sie Mitglieder verliert, wodurch gleichzeitig auch die Zuweisungen aus dem Gesundheitsfond sinken (Allmann & Loth, 2022d, S.58).

2.4 Morbi-RSA

Der morbiditätsorientierter Risikostrukturausgleich (Morbi-RSA) ist ein Verteilungs-instrument für die Leistungen aus dem Gesundheitsfond, um die Risikounterscheide zwi-schen den Krankenkassen auszugleichen. Dieser wurde eingeführt, weil Krankenkassen ungleiche Versichertenstrukturen haben. Durch die freie Kassenwahl und die Pflicht keine potenziellen Mitglieder abzulehnen kann es dazu führen, dass Krankenkassen viele gesunde, andere viele kranke oder Geringverdiener versichert haben. Um diese unter-schiedlichen Kostenausgaben auszugleichen und faire Wettbewerbsbedingungen zwi-schen den Krankenkassen zu gewährleisten, ist ein Morbi-RSA erforderlich. Der Morbi-RSA wurde 1994 eingeführt und 2009 neugestaltet. Dabei werden die Merkmale Alter, Geschlecht, Bezug einer Erwerbsminderungsrente, Anspruch auf Krankengeld und Ver-sorgungsbedarf bei kostenintensiven chronischen oder schwerwiegenden Erkrankungen bei der Verteilung des Gesundheitsfond berücksichtigt (Bundesministerium für Gesund-heit, 2023b). Dies bedeutet, dass Kassen mit mehr älteren und kranken Mitgliedern mehr Zuweisungen aus dem Gesundheitsfond erhalten als Kassen mit gesunden und jungen Mitgliedern. Seit der Einführung gibt es immer wieder Kritikpunkte am Morbi-RSA. Das Ärzteblatt (2022) kritisiert, dass bestimmte vulnerable Gruppen, wie Pflegebedürftige be-sonders im ambulanten Bereich, Arbeitslose, Erwerbsminderungsrentner und Zuzah-lungsbefreite untergedeckt werden. Und im Vergleich dazu jüngere und gesunde Gruppen überkompensiert werden und dies den Krankenkassen einen Anreiz gibt sich mehr um diese Gruppen zu kümmern. Diese Schwachstellen sollen bei der geplanten Evaluation zur Weiterentwicklung des Morbi-RSA 2024 untersucht werden (Ärzteblatt, 2022). Wei-tere Kritikpunkte sind Anreize für Manipulationen. Durch Über- und Unterdeckung und Stellen von schweren Diagnosen bekommen Krankenkassen mehr oder weniger Zuwei-sungen als sie benötigen. Dies führt wiederum zur Wettbewerbsentzerrung. Wobei diese Problematiken nach Aussage des Bundesgesundheitsministeriums behoben werden sollen (Krankenkassennetz.de GmbH, 2019). Ein weiterer Punkt, welcher erwähnt wird, ist dass nicht jede Krankheit berücksichtigt wird. Lösungsvorschläge hierfür sind Vollmodelle bei denen Krankheiten in Morbiditätsgruppen eingeteilt werden sollen und Krankenkas-sen Zuschläge erhalten, wenn Folgekosten ein Jahr nach Diagnosestellung verursacht wurden (Krankenkassennetz.de GmbH, 2019). Neben diesen Kritikpunkten gibt es viele weitere, wie Streichungen von Disease-Management-Programm Pauschalen, Berücksich-tigung von Regionalkomponenten, Einführung eines Risikopools, Einführung von Vor-sorge- Pauschalen und viele mehr (Krankenkassennetz.de GmbH, 2019). Es wird immer

Punkte geben, die in der Kritik stehen und es wird keinen Zeitpunkt geben, wo es allen gerecht gemacht werden kann. Wichtig ist es die Mobi-RSA regelmäßig zu untersuchen und weiterzuentwickeln und mit der sich ändernden Zeit (demografischer Wandel etc.) mitzugehen. Die Wirkungen des Mobi-RSA sollen laut Bundesministerium für Gesundheit (2023b) zukünftig alle vier Jahre begutachtet werden.

3 Kundenmanagement

3.1 Überblick der Wahltarife mit zugehörigen Zielgruppen und deren Vor- und Nachteile

Zu den Leistungen, welche die Krankenkassen anbieten, zählen auch Wahltarife. Dadurch werden den Versicherten mehr Wahlmöglichkeiten angeboten und eine Vergleichbarkeit von Angeboten. Somit profitieren sie von einem Qualitätswettbewerb im Gesundheitswesen. Es werden Pflicht und freiwillige Angebote der Wahltarife unterschieden. Zu den Pflichtangeboten, welche die Krankenkassen anbieten müssen, zählen die Wahltarife für Integrierte Versorgung, Hausarzttarife, Wahltarife für strukturelle Behandlungsprogramme und der Krankengeldtarif für Selbstständige (Bundesministerium, 2023c). Zu den freiwilligen Wahltarifen zählen der Selbstbehalttarif, der Kostenerstattungstarif, Tarife für besondere Arzneimitteltherapie und der Beitragsrückerstattungstarif (Bundesministerium für Gesundheit, 2017, S.39). Im Folgenden werden die freiwilligen Wahltarife vorgestellt und in Tabelle 2 mit ihren Zielgruppen und Vor- und Nachteilen zusammengefasst dargestellt. Beim Selbstbehalttarif erhält das Mitglied eine Prämie, wenn innerhalb eines Jahres keine oder wenige Leistungen in Anspruch genommen wurden, mit der Voraussetzung, dass er sich für eine Selbstbeteiligung entscheidet und die Behandlungskosten selbst trägt. Der Kostenerstattungstarif orientiert sich an den privaten Krankenversicherungen. Es werden medizinische Leistungen in Rechnung gestellt, welche bei der Krankenkasse eingereicht werden können. Diese Kostenerstattung kann auf bestimmte Versorgungsbereiche begrenzt werden. Der Tarif für besondere Arzneimitteltherapie macht für Versicherte Sinn, welche alternative Therapien, wie homöopathische Arzneimittel nutzen möchten. Beim Beitragsrückerstattungstarif erhalten Versicherte Geld zurück, wenn diese ein Jahr keine Leistungen der Krankenkassen, Vorsorgeuntersuchungen ausgeschlossen, in Anspruch genommen haben (Bundesministerium für Gesundheit, 2017, S.41-42).

Tab. 2 Freiwillige Wahltarife mit Vor- und Nachteilen (Bundesministerium für Gesundheit, 2017, S.39-42 und Allmann & Loth, 2022b, S.29-32.)

Freiwillige Wahltarife	Zielgruppe	Vorteile	Nachteile
Selbstbehalttarif	• Versicherte, die Behandlungskosten gering halten	• Höhe Prämien / Geldsparen bei geringen oder nicht Inanspruchnahme von Leistungen	• Behandlungskosten selbst tragen • Prämie kann geringer ausfallen • Bindungsfrist drei Jahre • Für Mitglieder und nicht Mitversicherte
Kostenerstattungstarif	• Versicherte, welche mehr Leistungen als im Leistungskatalog vorgeschrieben sind, erhalten möchten	• Versorgung unterliegt nicht mehr der Regelversorgung • Anspruch auf Regelleistungen der Krankenkassen bleibt erhalten	• Kosten können höher ausfallen, da hochwertigere Medikamente oder Behandlungsformen verschrieben werden können • Kostenerstattung können auf bestimmte Bereiche begrenzt werden • Höhere Vergütungen
Beitragsrückerstattungstarif	• Gesunde Versicherte ohne Mitversicherte die keine Leistungen innerhalb eines Jahres in Anspruch nehmen	• Kein finanzielles Risiko (Prämie wird nur nicht ausgezahlt, wenn man Leistungen in Anspruch nimmt)	• Nicht Inanspruchnahme von Leistungen, um Prämie am Ende des Jahres zu erhalten • Gilt auch für Mitversicherte
Tarife für besondere Arzneimitteltherapie	• Versicherte, welche Interesse an alternativen Arzneimitteltherapien haben	• Erstattung von Alternativen Arzneimitteln, welche sonst nicht im Leistungskatalog enthalten sind	• Nicht alle Leistungserbringer dürfen alternative Therapien verschreiben

3.2 Ziele der Krankenkassen mit den Wahltarifen und deren Risiken

Seitdem der Wahlfreiheit der Krankenkassen durch das GKV- Wettbewerbsstärkungsgesetz bieten Krankenkassen seit April 2007 Wahltarife an. Diese Tarife dienen den Krankenkassen als Marketinginstrument und tragen zur sinnvollen Steuerung der Inanspruchnahme von medizinischen Leistungen bei und somit der Bindung von Mitgliedern. Die Wahltarife sollten anfangs freiwillig Versicherte daran hindern zu Privaten Krankenkassen zu wechseln. Mittlerweile dienen die Tarife zur Wettbewerbsdynamik zwischen den Kassen und machen diese attraktiv. Des Weiteren sollen sie einen Anreiz für kostengünstigere und geringere Inanspruchnahme von medizinischen Leistungen geben. Der Erfolg der Wahltarife ist abhängig von der Kalkulation der Krankenkassen und der Akzeptanz der Versicherten. Die Kosten dieser Tarife müssen die Kassen selbst finanzieren. Des Weiteren benötigen sie eine Genehmigung, um die Tarife anzubieten. Diese erfolgt nur, wenn die Kalkulationen plausibel sind und aufgehen. Diese Genehmigungen können jedoch revidiert werden, wenn die Berechnung nach einem Jahr nicht aufgeht. Ein weiteres Risiko besteht darin, wenn wenige Mitglieder einen Wahltarif nutzen und ein hohes morbiditäts Risiko haben, da die Leistungsausgaben dadurch überproportional beeinflusst werden und die Finanzierung der Tarife gefährdet wird. Neben diesen Risiken steht zusätzlich der interne Arbeitsaufwand für das Konzept, die Evaluation der Tarife, die Schulung der Mitarbeiter und die Betretung der Mitglieder. Neben Finanzierungs- und Aufwandsrisiken könnte auch das Image eine Rolle spielen. Durch Erhöhung von Beitragssätzen, um die Tarife zu finanzieren und die Bindung an die Krankenkassen, die mit Abschluss eines Tarifes in Verbindung stehen, könnte es zu Unzufriedenheiten der Versicherten kommen. Dies kann zu einer verringerten Weiterempfehlung der Krankenkasse oder zum Wechsel zu einer anderen Kasse führen (Weber, 2007). Zusammenfassend kann gesagt werden, dass die Ziele der Krankenkassen durch die Wahltarife eine Kundenbindung, Kostensenkung und Abhebung im Wettbewerb von anderen Krankenkassen sind. Diesen Zielen stehen die Risiken Kostenfinanzierung, Genehmigungen für Tarife, hoher interner Aufwand und das Image der Krankenkasse gegenüber. Am Ende muss abgewägt werden, ob der Nutzen des Tarifes höher ist als der Aufwand.

4 Innovative Versorgungsformen

4.1 Definition der Innovative Versorgungsformen

Unter der innovativen Versorgungsform sollen innerhalb der Gesundheitsversorgung verschiedene Koordinationsformen verstanden werden. Es soll durch Integration verschiedener Leistungserbringerschritte dazu führen, dass Über-, Unter- und Fehlversorgungen im Gesundheitswesen reduziert werden (Amelung, Eble & Hildebrandt, 2011, S.142-143). Durch Abweichung von Kollektivverträgen kann die Angebotsstruktur der Gesundheitsversorgung verändert und spezifiziert angeboten werden (Allmann & Loth, 2022c, S.34). Ziel der innovativen Versorgungsform ist die Steuerung der Qualität und der Kosten und die Sicherstellung qualitativ hochwertiger Gesundheitsversorgung (Braun, Güssow, Schumann & Heßbrügge, 2009, S.3). Durch die in Kapitel 1.2 erwähnten Entwicklungen des Gesundheitssystems sind innovative Versorgungsformen notwendig. Zu den innovativen Versorgungsformen zählen die Pflichtangebote der Wahltarife der integrierten Versorgung und der Hausarztzentrierten Versorgung (Allmann & Loth, 2022c, S.35). Kollektivverträge sind Verträge auf Landesebene zwischen den Kassen(zahn)ärztlichen Vereinigungen und den gesetzlichen Krankenkassen. In diesen Verträgen geht es um die Sicherstellung von ambulanten ärztlichen Versorgungen der Krankenkassenmitgliedern. In diesen ist Regelversorgung festgelegt. Dort ist z.B. die Höhe der Gesamtvergütung für ärztliche Leistungen festgeschrieben (Bundesministerium für Gesundheit, 2016c). Das Gegenstück zu den Kollektivverträgen bilden die Selektivverträge. Diese sind Direktverträge zwischen einem einzelnen Leistungserbringer und den Krankenkassen, um individuelle Vertragsbedingungen auszuhandeln. Dies ermöglicht eine Flexibilität der Vertragspartner, um auf die Behandlung bestimmter Krankheiten oder bei besonderen Versorgungsformen eingehen zu können. Diese Verträge werden besonders bei Innovativen Versorgungsformen eingesetzt (Bundesministerium für Gesundheit, 2011).

4.2 Vor- und Nachteile von Kollektiv- und Selektivverträge

Wie in Kapitel 4.1 beschrieben, geht es bei den Kollektivverträgen um die Regelversorgung im Gesundheitssystem. Die Selektivverträge ermöglichen im Gegensatz dazu flexible bzw. spezifischere Gestaltung von Behandlungen bestimmter Krankheiten. In den folgenden Tabelle 3 und 4 werden jeweils die Vor- und Nachteile der Verträge aus den Sichtweisen der Krankenkassen, Ärzten und Versicherten aufgelistet.

Tab. 3 Vor- und Nachteile von Kollektivverträgen (Schichtl, 2010).

Kollektivvertrag	Vorteil	Nachteil
Ärzte	• Gleiche Verträge für alle	• Einheitliche Verträge • Verhindern Sektorenübergreifende Versorgung
Krankenkassen	• Ein Vertragspartner	• Verhandlungen mit einer Vereinigung ist schwerer als einzelnen Dienstleistern • Verhindern Wettbewerb
Versicherte	• Versorgung ist einheitlich • Sicherstellung der Regelleistung	• Keine regionale oder lokale Differenzierung durch Kassenärztliche Vereinigungen

Tab. 4 Vor- und Nachteile von Selektivverträgen (Schichtl, 2010)

Selektivvertrag	Vorteil	Nachteil
Ärzte	• Wahlmöglichkeiten zwischen verschiedenen Angeboten der Kassen	• Vertragsbrüche der Krankenkassen, wodurch Ärzte nicht bezahlt werden,
Krankenkassen	• Auswahl geeigneter Leistungserbringer möglich • Gestaltungsspielraum der Ausgestaltung der Versorgung • Flexible / spezifische Aufträge zur Lösung von Versorgungsproblemen • Weiterentwicklung des Gesundheitssystems (innovativ Versorgungsformen) • Regional und lokale Differenzierungsmöglichkeiten innerhalb der Versorgung • Verhandlung von Vergütungsformen in unterschiedlichen Regionen	• Rückverlagerung des Sicherstellungsauftrages = alle Aufgaben der KV müssen von den KK übernommen werden → Überforderung • Ärzte dürfen streiken
Versicherte	• Verschiedenen Angebote der Kassen können gewählt werden	• Überblick Verlust durch zu viele Angebote

Zusammenfassend kann gesagt werden, dass die Vorteile der Kollektivverträge, die einheitliche Regelversorgung ist und die Nachteile, dass durch die einheitlichen Verträge die Sektorenübergreifende Versorgung verhindert wird und es keine lokalen oder regionalen Differenzierungsmöglichkeiten der Versorgung gibt. Die Vorteile der Selektivverträge sind die Differenzeirungen bei regionalen Versorgungen und die flexible und spezifische

Gestaltung von Behandlungen bei bestimmten Erkrankungen. Die Nachteile sind die Reduzierung des Sicherstellungsauftrages und somit die Senkung der Qualitätskontrollen. Beide Verträge haben ihre Daseinsberechtigung und sollten nebeneinander und miteinander, sich ergänzend existieren.

4.3 Hausarztzentrierte Versorgung

Die Hausarztzentrierte Versorgung zählt zu den innovativen Versorgungsformen und ist Pflichtangebot der Wahltarifen der Krankenkassen. Nach §73b SGB V müssen Krankenkassen den Versicherten einen Hausarzttarif anbieten. Hierbei werden Verträge zwischen den Krankenkassen und den Hausarztverbänden geschlossen. Entschließen sich Versicherte für diesen Wahltarif, verpflichten sie sich dazu nur die Hausärzte, die an diesem Programm teilnehmen aufzusuchen. Versicherte sollen immer erst ihren Hausarzt aufsuchen und dieser entscheidet dann ob er sie behandeln kann oder sie weiterüberweist zu Fachärzten. Davon ausgenommen sind Augen-, Kinder- und Frauenärzte. Für diese Versorgung müssen die Krankenkassen den Versicherten spezielle Tarife anbieten. Wenn sich Versicherte an diese Voraussetzungen halten, erhalten sie Vergünstigungen, wie Prämien oder Zuzahlungsermäßigungen (Bundesministerium für Gesundheit, 2023d). Ziel der Koordination des Erstkontaktes des Hausarztes und darauffolgenden möglichen Weiterüberweisungen ist es, dass eine Behandlung sichergestellt wird, welche effizient und qualitativ hochwertig ist und dass unnötige und überflüssige Untersuchungen vermieden werden (Allmann & Loth, 2022c, S.37). In der Abbildung 1 wird der Ablauf der Hausarztzentrierten Versorgung dargestellt.

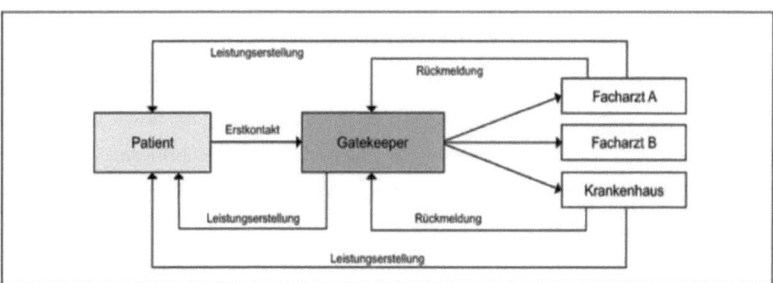

Abb. 1 Ablauf der Hausarztzentrierten Versorgung (Allmann & Loth, 2022c, S.37).

Wie in Kapitel 3 dargestellt müssen die Krankenkassen ihre Wahltarife selbst finanzieren und kalkulieren, wie sie die rentabel anbieten können. Eine Langzeitevaluation zwischen

2011 und 2016 der Hausarztzentrierten Versorgung in Baden-Württemberg vom Universitätsklinikum Heidelberg und der Goethe-Universität Frankfurt am Main stellte dar, dass durch diesen Tarif, teilnehmende Versicherte länger leben und besser versorgt werden bei gleichzeitig niedrigeren Ausgaben. Bei dieser Studie wurden Daten von jeweils 692 000 Versicherten der AOK Baden-Württemberg mit und ohne einem Hausarzttarif verglichen. Durch die Hausarztzentrierte Versorgung verstarben im Evaluationszeitraum weniger Menschen als die ohne eine Hausarztzentrierte Versorgung, die Einweisungen und Anzahl an Tage in Krankenhäuser war geringer, es kam zu weniger Komplikationen z.B. bei Diabetikern und die Menge an verschriebenen Arzneimitteln sank. Diese Versorgung wirkt sich auch positiv auf die Zusammenarbeit zwischen Haus- und Fachärzten aus. Im Untersuchungszeittraum gab es 2,1 Millionen Hausarztbesuche mehr, dafür jedoch 1,2 Millionen unkoordinierte Besuche von Fachärzten weniger. Auch finanziell rentiert sich der Hausarzttarif. Es wurden 681 Millionen in diese Versorgung investiert. Dabei hätten die Einsparungen allerdings überwögen, durch die oben beschriebenen Reduzierungen von überflüssigen Ausgaben bei z.b. Arzneimitteln oder Krankenhausausgaben, wodurch die AOK- Baden-Württemberg ein Saldo von 50 Millionen hatte (Osterloh, 2018). Diese Langzeitevaluation zeigt, dass die hohe Investierung in die Hausarztzentrierte Versorgung sich langfristig lohnt und somit die Kalkulation der Finanzierung für Krankenkassen rentabel ist.

5 Modellierung und Entscheidungsfindung

5.1 Darstellung von Nutzenniveau und Kosten

Die in der Aufgabenstellung geschilderte Ausgangssituation wird in Abbildung 2 nach einem Standard-Gamble-Verfahren abgebildet. Die Darstellung teilt sich in zwei Behandlungsarme auf, aufgrund der Anwendung und der Nichtanwendung des neuen Therapieverfahrens. Zusätzlich wird das Nutzungsniveau mittels der qualitätsadjustierten Lebensjahre (QALYs) und die entsprechenden Gesamtkosten, also direkt und indirekte, für den gewählten Behandlungsarm dargestellt.

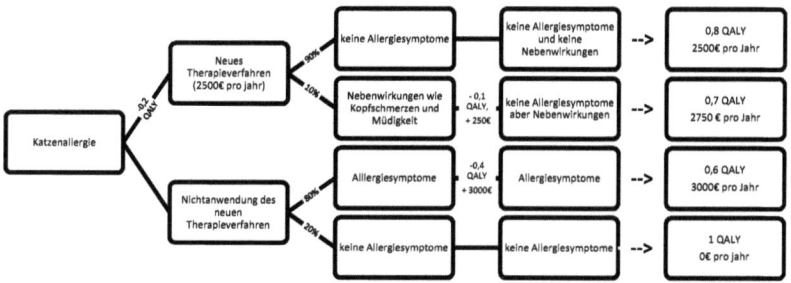

Abb. 2 Nutzungsniveau und Kosten bei einer Katzenallergie anhand des Standard-Gamble-Verfahren (eigene Darstellung)

Innerhalb der Tabelle 5 werden die wichtigsten Werte, Wahrscheinlichkeit des eintretenden Ereignisses (W), QALY, der Erwartungswert der QALYs (EWQ), die gesamten Behandlungskosten pro Jahr, die Erwartungswerte der Kosten (EWK) und die Durchschnittliche Kosteneffektivität (EWK/EWQ), im Bezug der Therapieverfahren zur Katzenallergie dargestellt.

Tab. 5 Modellierungstabelle mit den wichtigsten Werten der Therapieverfahren bei Katzenallergien (eigene Darstellung)

Entscheidungs-arm	W	QALY	EWQ in Q (W x QALY)	Kosten in €	EWK in € (W x Kosten)	(EWK/EWQ) in €/Q
1	0,9	0,8	0,72	2500	2250	
2	0,1	0,7	0,07	2750	275	
Anwendung neues Therapieverfahren			0,79	5250	2525	3196, 20
3	0,8	0,6	0,48	3000	2400	
4	0,2	1	0,2	0	0	
Nichtanwendung neues Therapieverfahren			0,68	3000	2400	3529,41

5.2 Berechnung der Kosten-Nutzwert-Relation

Für die Berechnung der durchschnittlichen Kosteneffektivität, also der Kosten-Nutzwert-Relation müssen zuerst die Erwartungswerte der Kosten, EWK = W x Kosten und die Erwartungswerte der QALYs, EWQ = W x QALYs, berechnet werden. Diese Werte sind aus der Tabelle 5 abzulesen. Beim Anwenden des neuen Therapieverfahren beträgt der EWQ 0,79Q und der EWK 2525€. Beim Nichtanwenden des neuen Therapieverfahrens beträgt der EWQ 0,68Q und der EWK 2400€. Der Quotient aus EWK/EWQ bildet die durchschnittliche Kosteneffektivität. Dieser ist beim Anwenden des neuen Therapieverfahren 2525/0,79 = 3196,20€/Q und beim Nichtanwenden des Therapieverfahrens 2400/0,68 = 3529,41€/Q. Stellt man diese beiden Werte gegenüber 3196,20€/Q < 3529,41€/Q fällt die Kosten-Nutzen-Relation zugunsten des neuen Therapieverfahren zur Behandlung von Katzenallergien aus. Dies bedeutet, dass die neue Behandlungsform kosteneffektiver als die Nichtanwendung der neuen Behandlungsform ist.

6 Literaturverzeichnis

Allmann, B. & Loth, J. (2022a). *Studienbrief Gesundheitsmanagement III – Grundprobleme und Nachhaltigkeit im Gesundheitswesen* (rev.28.041.00). Saarbrücken: Deutsche Hochschule für Prävention und Gesundheitsmanagement.

Allmann, B. & Loth, J. (2022b). *Studienbrief Gesundheitsmanagement III – Tarifmanagement* (rev.28.041.00). Saarbrücken: Deutsche Hochschule für Prävention und Gesundheitsmanagement.

Allmann, B. & Loth, J. (2022c). *Studienbrief Gesundheitsmanagement III – Innovative Versorgungsformen* (rev.28.041.00). Saarbrücken: Deutsche Hochschule für Prävention und Gesundheitsmanagement.

Allmann, B. & Loth, J. (2022d). *Finanzmanagement in der Krankenversicherung.* (rev.28.041.00). Saarbrücken: Deutsche Hochschule für Prävention und Gesundheitsmanagement.

Amelung, V. E., Eble, S. & Hildebrandt, H. (Hrsg.). (2011). *Innovatives Versorgungsmanagement. Neue Versorgungsformen auf dem Prüfstand* (Schriftenreihe des Bundesverbandes Managed Care, Bd. 5, 1. Aufl.). Berlin: Medizinisch Wissenschaftliche Verlagsgesellschaft.

Braun, G., Güssow, J., Schumann, A. & Heßbrügge, G. (Hrsg.). (2009). *Innovative Versorgungsformen im Gesundheitswesen. Konzepte und Praxisbeispiele erfolgreiche Finanzierung und Vergütung.* Köln: Deutscher Ärzteverlag.

Bundesministerium für Gesundheit (2011). *Selektivvertrag.* Zugriff am 23.03.23. Verfügbar unter https://www.bundesgesundheitsministerium.de/service/begriffe-von-a-z/s/selektivvertrag.html

Bundesministerium für Gesundheit (2016a). *Leistungskatalog der Krankenversicherung.* Zugriff am 22.03.23. Verfügbar unter https://www.bundesgesundheitsministerium.de/service/begriffe-von-a-z/l/leistungskatalog.html

Bundesministerium für Gesundheit (2016b). *Satzungsleistungen der GKV.* Zugriff am 22.03.23. Verfügbar unter https://www.bundesgesundheitsministerium.de/suche.html?tx_solr%5Bq%5D=auswirkung+satzungsleistung&tx_solr%5Bfilter%5D%5B%5D=*%3A*

Bundesministerium für Gesundheit (2016c). *Kollektivvertrag.* Zugriff am 23.03.23. Verfügbar unter https://www.bundesgesundheitsministerium.de/service/begriffe-von-a-z/k/kollektivvertrag.html

Bundesministerium für Gesundheit. (2017, November). *Ratgeber Krankenversicherung. Alles, was Sie zum Thema Krankenversicherung wissen müssen* (15. Aktualisierte Auflage). Verfügbar unter: https://www.bundesgesundheitsministerium.de/fileadmin/Dateien/5_Publikationen/Gesundheit/Broschueren/BMG_Krankenversicherung_Ratgeber.pdf

Bundesministerium für Gesundheit (2022). *Finanzierungsgrundlagen der gesetzlichen Krankenversicherung.* Zugriff am 22.03.23. Verfügbar unter https://www.bundesgesundheitsministerium.de/finanzierung-gkv.html#:~:text=Die%20gesetzliche%20Krankenversicherung%20(%20GKV%20))%20finanziert,j%C3%A4hrlichen%20Bundeszuschuss%20sowie%20sonstige%20Einnahmen.

Bundesministerium für Gesundheit (2023a). *Beiträge.* Zugriff am 22.03.23. Verfügbar unter https://www.bundesgesundheitsministerium.de/beitraege.html

Bundesministerium für Gesundheit (2023b). *Risikostrukturausgleich (RSA).* Zugriff am 22.03.23. Verfügbar unter https://www.bundesgesundheitsministerium.de/risikostrukturausgleich.html

Bundesministerium für Gesundheit (2023c). *Wahltarife, Bonusprogramme und Zusatzleistungen.* Zugriff am 22.03.23. Verfügbar unter https://www.bundesgesundheitsministerium.de/wahltarife-bonusprogramme-und-zusatzleistungen.html

Bundesministerium für Gesundheit (2023d). *Hausarztsystem.* Zugriff am 23.03.23. Verfügbar unter https://www.bundesgesundheitsministerium.de/hausarztsystem.html

Deutsches Ärzteblatt (2022). *Morbi-RSA: Deckungslücken bei bestimmten Versichertengruppen.* Zugriff am 22.03.23. Verfügbar unter https://www.aerzteblatt.de/nachrichten/138351/Morbi-RSA-Deckungsluecken-bei-bestimmten-Versichertengruppen

Krankenkassennetz.de GmbH (2019). *Der Morbiditätsorientierte Risikostrukturausgleich (Morbi-RSA) und seine geplante Weiterentwicklung.* Zugriff am 22.03.23. Verfügbar unter https://www.faire-kassenwahl-gesetz.de/der-morbiditaetsorientierte-risikostrukturausgleich-morbi-rsa-und-seine-geplante-weiterentwicklung/#:~:text=Der%20Morbi%2DRSA%20steht%20seit,falls%20Krankenkassen%20deutlich%20mehr%20bzw.

Osterloh, Falk (2018). Hausarztzentrierte Versorgung: Patienten geht es besser. *Deutsches Ärzteblatt, 115 (43)*, 1934-1936.

Moog, S., Vollmer, J., Fetzer, S. & Maday, C. (2019). *Auswirkungen der Satzungsleistungen nach § 11 Absatz 6 SGB V auf den Wettbewerb innerhalb der gesetzlichen Krankenversicherung und zur privaten Krankenversicherung.* Zugriff am 22.03.23.

Sachverständigenrat zur Begutachtung der Entwicklung im Gesundheitswesen [SVR]. (2009). *Koordination und Integration*. Zugriff am 21.03.23. Verfügbar unter chrome-extension://efaidnbmnnnibpcajpcglclefindmkaj/https://www.svr-gesundheit.de/fileadmin/Gutachten/Sondergutachten_2009/Kurzfassung_2009.pdf

Schichtl, P. (2010). Kollektivverträge und Selektivverträge in der ambulanten ärztlichen Versorgung - Der Sicherstellungsauftrag als Bewährungsprobe der KV'en? Beitrag für: *Gesellschaft für Sozialen Fortschritt e.V.* Zugriff am 23.03.2023. Verfügbar unter https://www.sozialerfortschritt.de/wp-content/uploads/2010/06/Schichtel.pdf

Verbraucherzentral (2023). *Wahltarife und Satzungsleistungen der Krankenkassen*. Zugriff am 22.03.23. Verfügbar unter https://www.verbraucherzentrale.de/suche?search_api_fulltext=wahltarife

Weatherly, J. N. & Knetsch, M. (2016). Definitionen im Versorgungsmanagement. In J. N. Weatherly (Hrsg.), *Versorgungsmanagement in der Praxis des Deutschen Gesundheitswesens. Konkrete Projekte, Theoretische Aufarbeitung* (Gesundheit. Politik - Gesellschaft - Wirtschaft, S. 11–17). Wiesbaden: Springer Fachmedien Wiesbaden.

Weber, G. W. (2007). Kundenbindung durch Wahltarife – Neue Möglichkeiten im Krankenkassen-Marketing. *Gesundheits- und Sozialpolitik* 61 (7-8), 54–63.

7 Abbildungs- und Tabellenverzeichnis

7.1 Abbildungsverzeichnis

7.2 Tabellenverzeichnis

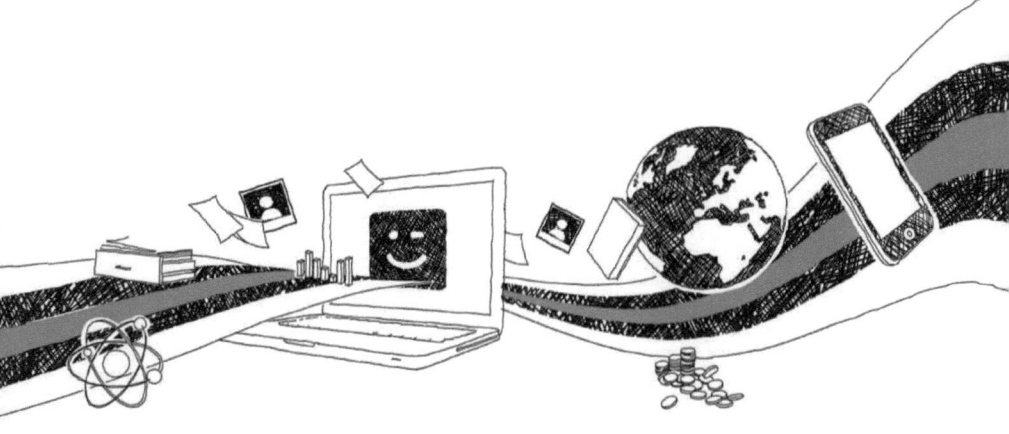
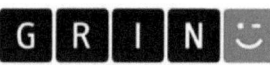